AF315025

LE DOCTEUR ANSELMIER

DE

L'EMPOISONNEMENT

PAR L'ABSINTHE

—

Prix : 50 centimes

—

PARIS

IMPRIMERIE DE J. CLAYE

RUE SAINT-BENOIT, 7

—

1862

DE

L'EMPOISONNEMENT

PAR L'ABSINTHE

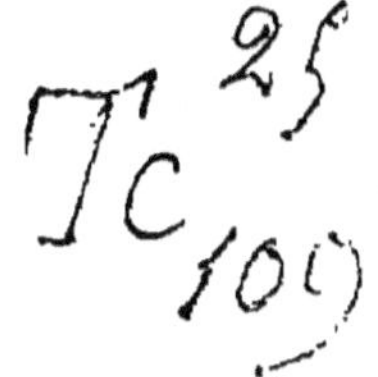

LE DOCTEUR ANSELMIER

DE

L'EMPOISONNEMENT

PAR L'ABSINTHE

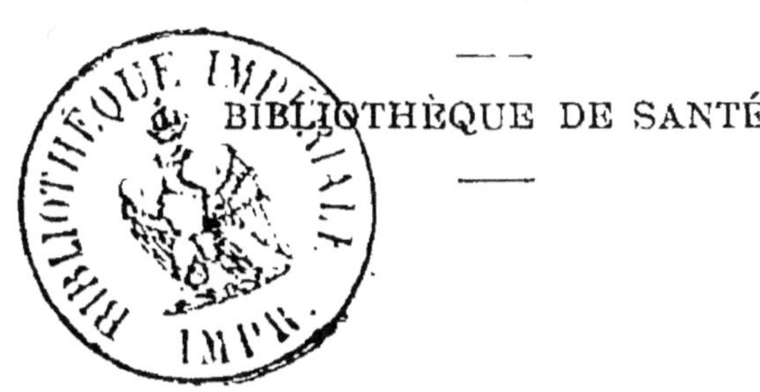

BIBLIOTHÈQUE DE SANTÉ

PARIS

IMPRIMERIE DE J. CLAYE

RUE SAINT-BENOIT, 7

1862

PRÉFACE

—

EXTRAIT DU TESTAMENT DE M. P. D.

Ma vie passée m'explique l'état où je suis réduit : je meurs .empoisonné par l'absinthe. La paralysie ne pardonne pas. Que ma triste fin serve de préface à un bon livre.

———

DE
L'EMPOISONNEMENT
PAR L'ABSINTHE

I

Il n'est pas un homme d'expérience chez qui le nom d'absinthe n'éveille quelque triste souvenir; une longue liste de noms et les meilleures natures se présentent aussitôt à l'esprit avec le tableau des ravages qu'a produits cette pernicieuse liqueur : c'est le tremblement, la paralysie des membres inférieurs, la

perte de la vue ou de l'ouïe, l'affaiblisse-
ment des facultés de l'intelligence, l'idiotie et la folie, sans parler des mille autres
formes de la dégradation physique et
morale.

Nous ne devons donc point repousser
comme indigne de nos études une boisson aussi dangereuse, dont l'emploi fait
partie des habitudes et des mœurs de
notre époque, et qui influe tant sur la
décadence de l'individu et de l'espèce.

Échappée de l'officine du pharmacien,
l'absinthe est tombée dans le domaine
du liquoriste.

Sous forme d'extrait, d'infusion, de
teinture, et prudemment prescrite par le
médecin, cette plante était autrefois
d'une certaine utilité dans la dyspepsie,
l'atonie des convalescents et la dysmé-
norrhée : aujourd'hui la liqueur qu'on

en prépare, soumise aux caprices de fabricants sans responsabilité et sans science, est livrée aux mains imprudentes de consommateurs sans maladies; elle est devenue une des principales causes d'infirmités et de souffrances chez les plus robustes constitutions.

En dehors des travaux scientifiques sur ce sujet, l'opinion publique s'est nettement prononcée. L'inexpérience seule peut protéger l'usage de l'absinthe; elle est appréciée là où on ne la connaît pas; on l'abandonne partout où l'on a appris à connaître ses propriétés toxiques; on la voit remplacée par de petits poisons sans conséquence, le fameux bitter entre autres, léger apéritif d'origine anglaise. En important en France la fabrication du bitter et en l'opposant partout à l'absinthe, M. Sécrestat a droit à toutes nos sympathies.

Les médecins aliénistes sont explicites sur le rôle de l'absinthe dans la production de la folie et des grands troubles cérébraux. Cette liqueur est en effet au premier rang des boissons alcooliques à titre élevé. On peut avoir une idée de son influence par les résultats suivants, tirés de la statistique de la France, 2e série, t. III, 2e partie : en 1853, 1502 aliénés par excès alcooliques entrèrent dans les établissements particuliers et publics en France !

A Charenton, en 1857, on compta 60 folies de même origine, et en 1858, 42. Les registres de Maréville comptent par centaines le nombre des victimes de l'absinthe. M. le docteur Archambault à lui seul reçut 115 folies de cette nature pendant le séjour qu'il fit à cet établissement. La maison de santé que dirige cet honorable confrère à Paris, ainsi que celles de MM. les docteurs Brierre de Boismont, Esquirol, Blanche, Falret et Pinel, montrent dans tous les étages de la société les funestes effets de cette boisson.

L'armée, dans tous les grades, mais surtout les inférieurs, ne peut compter le nombre des victimes de ce poison. Dans la vie réglementée des camps et des garnisons figure l'heure de l'absinthe comme une des nécessités de la journée, heure fatale qui décide souvent de l'avenir des jeunes officiers.

Envisagée au point de vue de l'individu et de l'espèce, l'absinthe est également redoutable : le père imprime à sa progéniture le cachet spécial de son individualité souffrante ; les troubles de fonctions les plus variés, un développement irrégulier du corps, l'épilepsie et l'idiotie, tel est le seul héritage que le buveur d'absinthe lègue à ses enfants.

Nous devons faire remarquer que les effets de l'alcool diffèrent de ceux que déterminent les principes propres à l'absinthe. Ranger sous la dénomination d'alcoolisme l'état pathologique déterminé par l'abus des boissons spiritueuses, c'est ne tenir compte que d'un ensemble de symptômes communs à toutes et proportionnels en intensité à leur richesse en esprit ; dans cette vaste synthèse de l'empoisonnement alcoolique disparaissent nécessairement les efforts propres à chaque boisson en particulier et variables selon la nature différente des substances qui les composent. Cette considération nous ramène sur le terrain de la pratique et de l'hygiène, car l'alcool est rarement pris pur.

II

Des principes aromatiques variés, à l'état de dissolution dans l'alcool, font de chaque liqueur un modificateur spécial de l'organisme ; par l'analyse, l'expérimentation et la clinique on peut apprécier la nature, le mode d'action et les effets de chacune.

C'est ainsi que nous sommes arrivé pour l'absinthe aux conclusions suivantes :

1° La plante avec laquelle on prépare la liqueur connue sous le nom d'absinthe a pour principes actifs :

Une huile essentielle d'un vert foncé dont la composition est celle du camphre des laurinées; elle est très-volatile, odorante, d'une saveur fraîche et amère comme celle de la menthe ou du camphre du *laurus camphora.*

2° L'absinthine, matière verte, très-amère, cristallisable, soluble dans l'alcool et l'eau, à réaction acide, acide absinthique ou succinique (de Braconnot) dont une partie, en s'unissant à la potasse, est dans l'extrait à l'état d'absinthate de potasse.

3° Ces principes, absorbés par les voies digestives, sont des modificateurs puissants de la circulation, de la calorification, des fonctions musculaires, ainsi que de l'action propre du cerveau.

4° Circulation. Le pouls devient fréquent, mais serré ; la moyenne de 14 expériences porte la fréquence à la proportion 1/10. La respiration s'élève dans la même proportion. Cette activité de la circulation congestionne les gros vaisseaux au détriment des capillaires ; la peau devient pâle et froide. Toutes les fonctions d'absorption et d'excrétion sont augmentées ; le besoin des aliments et des boissons se fait sentir, la bouche et la gorge s'humectent de salive et de mucus.

5° Calorification. La température du sang baisse de 2/10 à 1 degré. Un sentiment particulier de froid se fait sentir à la peau : cette propriété est pour beaucoup dans la recherche que l'on fait de l'absinthe dans les climats chauds ; elle est toutefois moins considérable que celle produite par la menthe.

6° Système musculaire. Le système musculaire tout entier éprouve une stimulation et une tonicité générale; les mouvements des membres sont violents et rapides; l'action qu'en éprouvent les muscles respirateurs donne à la voix l'animation de la colère. Dans les fonctions digestives, le travail péristallique se fait avec rapidité. C'est à cause de cette propriété précieuse que l'absinthe était utilement prescrite aux estomacs affaiblis, à l'atonie des convalescents, dans certaines diathèses, etc. Mais l'usage fréquent diminue cette action, et le buveur d'absinthe est destiné à devenir dyspeptique.

7° Cerveau. Fluxion sanguine vers le cerveau. Excitation des fonctions sensoriales et de l'activité propre de l'âme. L'augmentation des phénomènes de la vie et de la pensée active les passions et détermine tout un groupe de troubles depuis la gaieté jusqu'à la colère, depuis les hallucinations jusqu'au délire et à la folie.

8° A cette période d'excitation et de tonicité succèdent la fatigue et l'atonie, alternative qui épuise les forces de l'organisme, trouble les fonctions sensoriales et de l'intelligence, et conduit par degrés à la paralysie générale.

9° Ces effets sont différents de l'alcoolisme ; la simultanéité de ces deux ordres de substances donne lieu à l'empoisonnement absinthique.

III

L'empoisonnement absinthique se présente chez les buveurs d'absinthe sous deux formes : la forme aiguë et la forme chronique.

Dans la forme aiguë l'empoisonnement débute sans prodromes; fréquemment c'est le matin, après l'usage habituel de l'absinthe. La mémoire fait tout à coup défaut; on oublie son nom, sa propre adresse; on ne reconnaît que partiellement les personnes qui vous entourent. La vue est affaiblie au point de faire croire à une obscurité profonde. L'ouïe est troublée par des bruits effrayants. La parole est incertaine et entrecoupée : un tremblement plus ou moins général rend la marche et même la station debout impossibles. Le pouls est petit et serré. Un vif sentiment de froid se fait sentir aux extrémités. Des hallucinations de tous les sens, mais surtout de la vue et de l'ouïe, inquiètent ; puis éclate une violente crise de manie aiguë pendant laquelle le malade se roule à terre en poussant des cris horribles, des menaces et des injures, en proie à un délire furieux. Au paroxysme de l'accès, des convulsions tétaniques roidissent le tronc.

Après six ou huit heures le pouls devient plus large, une abondante sueur couvre le corps, mais la peau reste froide et livide ; une fatigue inexprimable et le besoin du sommeil se font sentir, la période d'excitation est passée et le malade tombe dans une prostration extrême. Son esprit, troublé par des songes effrayants et par des hallucinations variées, ne peut encore se livrer au repos.

Enfin le sommeil arrive calme et profond ; au réveil une courbature générale, une fatigue particulière dans la région épigastrique persistent plusieurs jours. Après le rétablissement complet, l'oubli et l'indifférence pour ces scènes de désordre se font généralement remarquer.

Ces crises se renouvellent à des intervalles plus ou moins longs, augmentant à chaque récidive l'état déplorable du malade : elles dépriment les forces agissantes du cerveau, d'où cet aspect particulièrement repoussant du buveur d'absinthe et cet air d'hébétude caractéristique.

La mort peut survenir pendant les accès de l'empoisonnement absinthique, soit par les dangers de toutes sortes qui entourent le malade, les chutes, les contusions, les blessures, soit par l'intensité même des désordres du système nerveux. C'est à cet ordre de terminaisons qu'il peut rapporter l'amaurose absinthique, la surdité et certaines manies. Dans les ateliers, les faubourgs et les campagnes ces crises passent souvent pour l'épilepsie.

Les derniers auteurs qui ont décrit le *delirium tremens* ont tous insisté sur la gravité de celui que produit l'absinthe, et ont spécialement signalé la dureté permanente de l'ouïe qui en est la conséquence. M. le docteur Bailly attribue à cette cause la cophose si fréquente chez les militaires.

L'empoisonnement absinthique de forme chronique est moins remarquable par des caractères aussi tranchés que par son extrême fréquence. Il se rencontre le plus souvent chez les personnes qui usent de l'absinthe avec réserve, ou chez qui cette liqueur est passée à l'état de tolérance. Une céphalalgie irrégulière annonce presque toujours l'apparition des troubles congestionnels et délirants du cerveau, l'état dyspeptique, et tout cet ensemble non plus de simples aberrations des sens, mais de perversions le plus souvent définitives des fonctions de l'intelligence et du système musculaire. L'encéphalite chronique, la méningite chronique cérébrale ou rachidienne et la folie en marquent les derniers degrés. L'évolution de ces maladies ne nous offrant rien de spécial pour notre sujet, en dehors de leur étiologie, nous n'en décrivons point les symptômes, la marche, ni les terminaisons.

Mais il ne sera pas sans intérêt pour le but que nous nous proposons de démontrer, par les circonstances mêmes au milieu desquelles se répandit l'usage de l'absinthe comme boisson de table, qu'elle ne fut patronnée que par la mode : une sage prudence ne lui a point servi de guide.

IV

Dès la plus haute antiquité les propriétés de l'absinthe furent connues et employées en médecine. Déjà signalé par Hippocrate et Dioscoride, l'emploi médical de l'absinthe sous forme d'extrait, de vin amer et d'infusion, s'était partout conservé. En Afrique surtout, sur les côtes de Barbarie, où la nature même des maladies amène de longues convalescences et où l'organisme fonctionne sous

la pression de nombreuses causes d'épui-
sement, le vin et la teinture d'absinthe
étaient d'un usage fréquent.

Lorsque l'armée française arriva en
Afrique, pour en faire la conquête en
1830, et se trouva aux prises avec les
ardeurs d'un climat auquel elle n'était
pas faite, avec les fatigues d'une conquête laborieuse et la privation de vin,
de bière ou d'autres boissons tempé-
rantes, elle ne trouva, pour rafraîchis-
sement et tonique, qu'une liqueur aro-
matique, qu'on lui offrit coupée d'eau
fraîche.

C'était l'absinthe, dont la saveur, le
goût et les effets premiers sont agréables
et plaisent généralement.

L'arrivée de tant de consommateurs,
placés dans les mêmes circonstances, im-
prima à la fabrication de l'absinthe une

grande impulsion ; l'usage en devint habituel dans l'armée d'expédition. Chaque régiment en arrivant adoptait cette boisson, et l'on se rappelle que toutes les armes vinrent successivement faire un séjour plus ou moins long dans la colonie. Associée dès lors à nos succès militaires, témoin de tant de fatigues, de la vie de conquête et d'avancement rapide dans les grades, l'absinthe débarqua en France avec les premiers régiments qui y revinrent, et, comme un trophée, suivit le char des triomphateurs. Compagne des soldats victorieux, sa vue rappelait jusqu'au sein des familles le pays conquis, les souffrances et les douceurs de la conquête.

Il n'en fallait pas tant pour que les mœurs d'Afrique devinssent à la mode en France dans toutes les villes de garnison, et que l'absinthe apparût comme le signe d'un séjour glorieux dans l'armée d'Afrique. On en fabriqua partout, on en vendit à tout le monde.

Cependant, dès la deuxième année de l'occupation, on en avait constaté les funestes effets. De sages avis furent donnés, la vente en fut restreinte et même la prohibition plusieurs fois mise à l'ordre du jour. Par la suite, la sophistication y ajouta encore ses perfidies, et cette boisson devint le fléau de la colonie. Mais déjà partout répandue avec l'histoire de la conquête de l'Afrique, il eût fallu une mesure générale et rigoureuse pour en arrêter les progrès, et cette mesure ne fut pas prise.

On fabriqua donc et on fabrique encore impunément cette liqueur, qu'une spéculation stupide porte au bout du monde et livre à tous les peuples, en dépit de l'hygiène, de la morale et de la raison.

FIN.

Paris. — Imprimerie de J. Claye, rue Saint-Benoit, 7.